PRÉCIS

DE

PHRÆNOLOGIE.

PRÉCIS

DE

PHRÆNOLOGIE,

CONTENANT

L'EXPLICATION DU BUSTE.

Prix : 5 fr. avec le Buste.

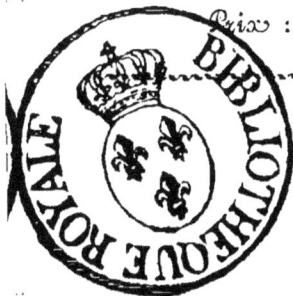

Paris.

IMPRIMERIE STÉRÉOTYPE DE L.-E. HERHAN,
rue du Petit-Bourbon-Saint-Sulpice, n° 18.

1825.

INTRODUCTION.

L<small>E</small> nom P<small>HRÆNOLOGIE</small> vient de deux mots grecs : de *phræn*, esprit, et de *logos*, discours. Le docteur Spurzheim l'a choisi pour désigner la connaissance des rapports entre le physique et le moral de l'homme.

Un grand nombre d'observateurs parlent de ces rapports, tandis que beau-

coup de métaphysiciens trouvent pé-
nible de faire dépendre de l'organisation
les fonctions de l'âme. Depuis long-
temps les physiognomistes ont cherché
des signes extérieurs pour connaître les
qualités intérieures, mais la connaissance *phrænologique* s'est toujours bor-
née à des généralités. Elle a fait des
progrès étonnans depuis les recherches
que M. Gall a commencées ; que *Mess*
Gall and Spurzheim ont continuées ensemble, et auxquelles ce dernier a donné
un développement plus étendu.

Il est connu que M. Gall est le pre-
mier auteur d'une nouvelle doctrine :
c'est lui qui a découvert la base de la
physiologie du cerveau en comparant

les actions des hommes et des animaux avec le volume de leur organisation cérébrale. Dès sa première jeunesse, il s'est distingué par un penchant à l'observation et à la réflexion. Dans les écoles, ayant à redouter ceux de ses condisciples qui apprenaient par cœur avec une grande facilité, et qui lui enlevaient assez souvent, lors des examens, la place qu'il avait obtenue dans l'école par ses compositions, il remarqua qu'ils avaient de grands yeux saillans. Il changea plusieurs fois de séjour, rencontra toujours quelques individus douées d'une mémoire extraordinaire, et il remarqua toujours en eux des yeux saillans.

Il se rendit à Vienne, en Autriche, dans l'année 1781, pour s'appliquer à l'étude de la médecine. Il apprit alors qu'on ignorait les fonctions du cerveau, et voyant qu'il reconnaissait la mémoire verbale à un signe extérieur, il s'imagina qu'il en pourrait être de même des autres facultés de l'âme et de l'esprit; il espéra que de semblables découvertes le conduiraient à connaître les fonctions du cerveau; car il n'eut jamais l'idée, comme l'ont prétendu ses détracteurs, et comme le croyent encore les gens du monde, que les facultés eussent leur siége dans tel ou tel endroit du crâne. Mais comme plus tard il montra à ses auditeurs les marques extérieures des organes à la surface des crânes, sa doctrine reçut le nom de crânologie ou cranioscopie. Le crâne n'étant que l'enveloppe osseuse du cerveau qui est l'organe des facultés de l'âme et de l'esprit, le nom crânologie n'exprime nullement la nature et l'étendue de cette science.

Dans le principe, M. Gall ne cherchait des signes que dans la forme générale de la tête pour les facultés intellectuelle dans le sens des écoles, telles que la mémoire, le jugement, l'imagination, etc. Mais les observations qu'il faisait, n'étaient pas satisfaisantes, et des exceptions l'avertissaient qu'il était dans l'erreur. Peu à peu, il conçut l'idée qu'il fallait chercher des signes extérieurs dans des endroits limités de la tête, de même que la mémoire était indiquée seulement par des yeux saillans.

Quelques individus connus par leurs caractères, et auxquels M. Gall trouvait des parties de la tête extrêmement développées, lui firent naître l'idée de chercher aussi dans la tête des signes pour les facultés morales.

Pendant long-temps, il n'a employé que des moyens physiognomiques pour trouver les fonctions du cerveau ; mais la physiologie étant imparfaite sans l'anatomie, il sentait le besoin de faire des recherches anatomiques sur l'organe de l'âme.

M. Spurzheim a rendu de grands services à cette branche de la Phrænologie, et depuis 1804 jusqu'en 1813, ces deux observateurs ont suivi, en commun, leurs recherches qui avaient pour but l'anatomie et la physiologie du système nerveux.

Ce sommaire contient d'abord les principes phrænologiques, et il rapporte ensuite les facultés fondamentales telles que M. Spurzheim les désigne dans ses publications, et les siéges des organes tels qu'ils sont marqués par des numéros sur le buste. Ceux qui désirent étudier la phrænologie en détail et dans toute son étendue, auront recours aux ouvrages de M. Gall, et à ceux de M. Spurzheim, et ils examineront la nature pour se procurer une conviction qui ne leur laisse aucun doute des vérités phrænologiques.

Les ouvrages français de M. SPURZHEIM, *à consulter, se trouvent chez* Treuttel *et* Würtz, *libraires, rue de Bourbon,* n° 17, *et sont :*

PRINCIPES

PHRÆNOLOGIQUES.

I.

Les facultés affectives et intellectuelles, appelées aussi les facultés de l'âme et de l'esprit se manifestent par le moyen de l'organisation cérébrale. Sans cerveau, aucune de ces manifestations ne peut avoir lieu dans cette vie, et, d'après l'état du cerveau, ces manifestations sont plus ou moins énergiques, sont saines ou malades.

II.

Le cerveau n'est pas un organe simple, mais un assemblage d'organes dont chacun est affecté à une sorte particulière de manifestations affectives ou intellectuelles, de même que les viscères du bas-ventre et de la poitrine, et les cinq sens extérieurs ont chacun une fonction particulière.

III.

Les différentes parties cérébrales ne sont pas également développées, dans le même individu. Tantôt les parties postérieures, situées dans l'occiput, tantôt les antérieures dans le front, tantôt les supérieures, tantôt les inférieures sont les plus considérables.

Pour s'assurer de ce différent développement des parties cérébrales, on divise la tête en régions. Une ligne verticale depuis le trou de l'oreille jusqu'au milieu de la surface de la tête (N°. 14 dans le buste) divise la tête en deux parties qui sont la région *occipitale* (la portion derrière cette ligne vers l'occiput) et la région *frontale*, en avant de la ligne verticale vers le front. Une ligne horizontale depuis le milieu du front (N°. 30 dans le buste) jusqu'au bord supérieur de l'occiput (N°. 3 dans le buste) divise

la tête en région *basilaire* en des sous de la ligne,
et en région *sincipitale* en dessus de la ligne.
En comparant dans diverses personnes le développement de ces quatre régions, on verra une
grande différence. En outre la hauteur de la
tête comparée avec sa largeur ou le développement latéral fait également voir de grandes va-
riétés. Quelques têtes sont plus larges que hautes, d'autres sont aussi hautes que larges, d'autres plus hautes que larges. Enfin les endroits
particuliers de chaque région sont plus ou moins
développés.

IV.

Les différences extérieures de volume et de
configuration de la tête indiquent des différences
semblables dans le cerveau. Cependant quelques
endroits de la tête présentent des difficultés
plus ou moins grandes pour juger exactement
du volume des parties cérébrales d'après le volume de la tête. La portion temporale est cou-
verte de muscles, dont on reconnaîtra l'épaisseur, au moyen du toucher. A la base du front,

près de la racine du nez , il y a ordinairement
de petites cavités dans l'épaisseur du crâne,
qu'il faut savoir apprécier dans les observations
phrænologiques.

V.

L'anatomie d'une partie quelconque ne montre jamais ses fonctions. La dissection du cerveau n'en fait donc pas connaître la physiologie. Aucun anatomiste en voyant le cœur n'en
a découvert la fonction. Il en est de même du
cerveau et de ses parties. Les fonctions doivent
être déterminées par l'observation.

VI.

Les métaphysiciens, en réfléchissant sur les
facultés de l'esprit, ne peuvent pas arriver à en
déterminer le nombre , ni a découvrir les fonctions du cerveau. Chacun prend son individualité
pour le type de l'espèce. Il attribue aux autres
ce qu'il sent en lui-même , et ce qu'il ne sent
pas n'a, selon lui, pas d'existence fondamen-

tale. Cela explique la diversité des opinions philosophiques.

D'un autre côté, l'esprit ne connaît pas les instrumens dont il fait usage dans ses fonctions ; il ne connaît pas les muscles qu'il emploie dans les mouvemens volontaires, ni les nerfs dont il se sert pour flairer, pour entendre ou pour voir, et de même il ne connaît pas les parties cérébrales, moyennant lesquelles il manifeste tel ou tel sentiment, telle ou telle faculté intellectuelle. Ainsi les métaphysiciens en ne faisant aucune observation, et en se bornant à la réflexion, ne peuvent ni infirmer ni confirmer la phrænologie.

VII.

Le volume et le tempérament des parties cérébrales donnent plus ou moins d'énergie aux dispositions affectives ou intellectuelles dont elles sont les organes. On ne peut donc pas mesurer les dispositions mentales d'après le volume seul des parties cérébrales, mais il faut considérer

1*

en même temps leur tempérament ou constitu-
tion organique.

Le tempérament du cerveau suit celui du
corps. En phrænologie on en admet quatre
comme signes de quatre degrés d'activité. Le
moins actif est le lymphatique ; vient ensuite le
sanguin ; le bilieux a encore plus d'activité, et le
nerveux est celui qui en a le plus.

L'influence des tempéramens sur les différens
degrés d'activité des fonctions cérébrales, est
cause que les phrænologistes ne peuvent pas
comparer les différens individus l'un avec l'autre , ni dans les différentes espèces, ni dans la
même espèce. Il faut se borner au même individu, alors on trouvera la nature des fonctions
cérébrales, parce que les organes très-dévelop-
pés montrent plus d'activité que ceux qui le
sont peu.

Mais si l'on veut connaître les degrés des dispositions, il faut considérer outre le volume
des organes, le tempérament de ceux qu'on
examine; et si l'on veut se former une idée de
l'activité des facultés spéciales, il faut combiner
le volume, le tempérament, l'exercice et l'in-

fluence mutuelle des facultés des unes sur les autres.

En se bornant à chaque individu, on verra que l'esprit se sert de préférence des organes les plus développés, de même qu'il préfère la main droite à la gauche, lorsque la première est plus forte. Mais il est essentiel de ne pas confondre les notions phrænologiques concernant la nature des fonctions avec celles concernant leurs différens degrés d'activité. Le volume des organes suffit pour découvrir la nature des fonctions. Quelqu'un qui se porte bien et qui a une partie cérébrale beaucoup plus développée que les autres, montrera dans la faculté qui en dépend, plus de force que dans les autres, qui se manifestent par des organes plus petits, tandis que les degrés d'activité varieront d'après les autres conditions mentionnées ci-dessus.

En examinant le volume des organes, il ne faut pas se borner à chercher des protubérances, mais il faut principalement s'atttacher au développement en général. M. Gall a fait attention aux protubérances qui ont lieu, si une partie est plus développée que les parties voisines, pour

saisir la nature des fonctions. Si toutes les parties étaient toujours égales, on n'aurait jamais
pu découvrir les fonctions cérébrales, mais le
même organe, formant tantôt une élévation,
tantôt une cavité; c'est-à-dire, étant plus ou
moins développé que les organes voisins, on a
pu comparer des fonctions individuelles avec les
parties cérébrales. Mais si les organes sont également développés, la surface est lisse, et cela
peut avoir lieu dans de petites, de moyennes et
de grandes têtes, dans tous les degrés de volume.
Par conséquent il a fallu au commencement
observer des individus ayant des protubérances
et des enfoncemens pour découvrir la phrœno-
logie, mais celle-ci étant trouvée, si l'on veut
l'appliquer à tout individu, on doit examiner
le volume des organes, soit qu'ils présentent
des protubérance ou non.

Il faut encore faire observer qu'il ne suffit pas
de mesurer la longueur ou l'élévation des organes, mais aussi leur grosseur, leur longueur,
paraissant donner plus d'activité et de facilité,
et la grosseur plus d'intensité aux manifestations
respectives.

VIII.

.. La phrænologie est établie par l'observation et l'induction ; elle ne peut donc pas être réfutée par le raisonnement ; ce qui est, est. Les cerveaux sont différens, voyons s'il y a une relation entre le volume des parties cérébrales et les manifestations affectives et intellectuelles. Les phrænologistes n'examinent pas ce que l'esprit est en lui-même, ni comment il agit par le moyen des masses cérébrales ; ils observent seulement les manifestations et les relations entre celles-ci et les parties cérébrales dans les individus, dans les deux sexes, dans des nations entières, dans l'état de maladie, et dans les animaux qui possèdent les mêmes facultés. En outre ils classent ces manifestations en ordres et espèces. Ils considèrent comme espèce ou comme faculté fondamentale celle :

1° Qui se manifeste dans une espèce d'animaux et pas dans une autre ;

2°. Qui varie dans les deux sexes ;

3°. Qui n'est pas proportionnée aux autres facultés dans le même individu;

4°. Qui ne se manifeste pas simultanément avec les autres facultés ; qui paraît ou disparaît plus tôt ou plus tard que les autres facultés;

5°. Qui peut agir ou se reposer isolément ;

6°. Qui se propage d'une manière distincte des parens aux enfans ;

7°. Qui se porte bien ou peut tomber malade isolément : enfin ;

8°. Lorsque ses relations, avec un organe particulier du cerveau, sont démontrées : son existence est indubitable.

M. Gall divise les fonctions cérébrales en espèces ; mais il admet dans chacune les mêmes modes d'action, et il en parle d'après les situations locales des organes en commençant au bas et en finissant tout en haut.

M. Spurzheim, au contraire, croit que les

facultés individuelles sont susceptibles de mani-
fester différens modes d'action; et il les divise
d'abord en facultés affectives et intellectuelles,
et il subdivise chacun de ces deux ordres en facultés communes aux animaux et à l'homme, et
en celles propres à l'homme. Il appelle quelques facultés affectives *penchans*, d'autres *sen-*
timens; et parmi les facultés intellectuelles, il
sépare les perceptives des réflectives. En outre,
il considére la nature de chaque faculté sans aucune application, et la nomme d'après son es-
sence ; enfin, il examine les désordres qui en
dépendent et l'influence de l'inactivité sur les
fonctions des autres facultés.

IX.

Les organes de toutes les facultés sont doubles
ainsi que les sens extérieurs. Les numéros 22,
30, 34, 13, 14, 15, 10 et 3, quoique marqués
simple dans le buste, indiquent cependant les
organes paires de même que les autres ; à cause
de leur peu d'étendue, il a paru plus convenable
de les marquer simples dans la ligne médiane.

Il s'entend que ce sommaire renferme seulement les résultats des observations phrænologiques, qui sont détaillées dans les ouvrages de MM. Gall et Spurzheim.

ORDRE I.

Facultés affectives.

Leur nature essentielle est d'éprouver des désirs et des émotions.

GENRE I. — PENCHANS.

Ces facultés produisent des désirs, et ce qu'on appelle instinct chez les animaux. Elles sont communes aux animaux et à l'homme.

I. AMOUR PHYSIQUE. — *Amativité* (1).

Ce penchant produit tous les désirs érotiques, par conséquent aussi l'*instinct* à la propagation,

---

(1) Beaucoup de mots français qui se terminent en

mais il ne donne pas la force de la propagation. Quelques individus sont très-portés à ce penchant, d'autres le sentent très-peu ; les hommes et les mâles l'ont ordinairement plus actif que les femmes et les femelles.

Le cervelet en est l'organe ; à mesure que le cervelet se développe chez les enfans, le penchant paraît, et dans les hommes adultes presque indifférens à l'amour physique, le cervelet est petit ; chez d'autres personnes dominées par ce penchant, le cervelet est volumineux.

Cet organe est situé entre la protubérance occipitale, au milieu de la nuque, et le processus mastoïdien derrière les oreilles.

IF, tels que DESTRUCTIF, PURGATIF, CORROSIF, LÉGISLATIF, EXÉCUTIF, INSTRUCTIF, PRODUCTIF, etc., expriment une force qui produit, et beaucoup de noms qui désignent une qualité, tels que GÉNÉROSITÉ, FRATERNITÉ, ÉGALITÉ, MONSTRUOSITÉ, finissent en TÉ. M. Spurzheim a composé des mots par la terminaison IVITÉ, pour dénoter les penchans pour lesquels il ne se trouvait pas d'expression dans la langue française.

Les désordres qui résultent de ce penchant, sont très-nombreux, tels que le libertinage, l'adultère, l'inceste, etc., etc.

Son inactivité prédispose à la continence passive.

II. AMOUR DES ENFANS.—*Philogéniture.*

L'amour des mères pour les enfans varie beaucoup ; quelques-unes considèrent leurs enfans comme leur plus grand trésor, d'autres comme un grand fardeau ; quelques femmes privées d'enfans trouvent cet état le plus malheureux.

Le sexe féminin, dès l'enfance, montre plus d'amour pour les enfans que le sexe masculin.

Les domestiques femmes ont aussi ordinairement des soins plus attentifs pour les enfans que les hommes. Chez quelques aliénés ce penchant donne la direction de l'aliénation.

Quelques espèces d'animaux abandonnent leurs œufs au hasard et aux circonstances extérieures; chez d'autres espèces, la femelle éprouve le besoin d'avoir soin de ses petits, tandis que le mâle ne s'en soucie pas ; chez d'autres espèces encore, la femelle et le mâle éprouvent ce penchant, lequel cependant est plus énergique chez les femelles que chez les mâles.

Dans l'espèce humaine, on considère ordinairement l'amour des enfans comme le résultat de l'amour de soi, ou de l'allaitement ou des sentimens moraux ; mais ces causes n'existent pas chez les animaux, dont le plus grand nombre cependant, possèdent cet instinct.

L'organe de la philogéniture est situé dans les lobes postérieures du cerveau, au - dessus de l'épine occipitale. Les deux organes forment souvent une protubérance simple quand les deux lobes sont rapprochés, quelquefois il y a deux protubérances, une de chaque côté, quand les lobes sont un peu écartés.

Trop d'amour pour les enfans contribue à les gâter, et fait trouver leur privation insupportable.

L'inactivité prédispose à négliger la géniture,

et une mère provoquée par les circonstances extérieures à détruire son fruit, aura dans le défaut de cette inclination, un motif de moins pour
ne pas commettre ce crime , et elle n'opposera
pas autant de résistance qu'elle en aurait mise,
si ce penchant s'était soulevé avec vivacité
contre l'idée d'une telle atrocité, mais ce n'est
pas le défaut de la philogéniture qui détermine
une mère à détruire son enfant.

III, AMOUR DE L'HABITATION. — *Ha-bitativité,*

En examinant les mœurs des animaux on
trouve que les différentes espèces sont attachées
à des régions déterminées ; la tortue et le ca-
nard sont à peine éclos de leurs œufs, qu'ils
courent vers l'eau. Quelques oiseaux volent
dans les régions élevées de l'air, d'autres vivent
sur la terre; quelques animaux cherchent une
habitation sur les hauteurs physiques, d'autres
se plaisent dans les vallées. Quelques oiseaux
font leurs nids aux sommets des arbres, et aux
pics des rochers, d'autres les placent aux pieds
des arbres ou dans des trous au bord des rivières,

La nature paraît avoir voulu que toute la terre
fut habitée, et, à cet effet, elle a assigné aux animaux leurs différens séjours par un instinct particulier.

Parmi les sauvages, il y a des hordes qui s'at-
tachent facilement à un terrain , qu'elles culti-
vent, où elles construisent des habitations et
s'établissent, tandis que d'autres continuent la
vie nomade.

Quelques peuples sont extrêmement attachés
à leur pays , d'autres sont disposés aux émigra-
tions.

Quelques personnes sont très-attachées à une
habitation , d'autres changent leur demeure
aussi facilement que leurs habits.

Peut-être que l'amour de l'agriculture résulte
de ce même penchant. Quelques-uns préfèrent
la campagne à la ville , et se plaisent à cultiver
la terre, à semer et à planter. La nature attache
généralement du plaisir aux occupations néces-
saires , or l'agriculture est sans doute indispen-
sable au bien-être de l'humanité, elle dépend
donc probablement d'une disposition naturelle.

L'organe est situé immédiatement au-dessus de celui de la philogéniture.

IV. ATTACHEMENT.

Quelques animaux, tels que les chiens, les chevaux, les moutons, les cochons, les canards, les poules, les oies, etc., vivent en société, d'autres, tels que le lièvre, le renard, la pie, le rossignol, le roitelet, etc., mènent une vie solitaire. Dans plusieurs espèces, les mâles et les femelles vivent ensemble pendant toute leur vie, ils sont pour ainsi dire mariés. Cependant on ne peut pas dire que le mariage et la société soient simplement des degrés d'activité de ce penchant. Il y a des animaux sociaux qui ne sont pas mariés, et beaucoup d'animaux solitaires et sociaux vivent dans l'état de mariage. L'homme appartient aux animaux sociaux et mariés. La société et le mariage sont des modifications du même instinct et des institutions de la nature.

Une autre modification est appelée amitié, c'est l'attachement entre les individus de la même espèce. L'attachement n'est pas d'une nature morale. Il existe chez beaucoup d'animaux ; il y a des malfaiteurs qui en ont beaucoup, et qui se détruisent pour n'être pas forcés de trahir leurs complices.

Ce penchant est plus développé chez les femmes que chez les hommes, et plus chez certaines nations que chez d'autres.

Cette faculté paraît être l'instinct de s'attacher aux objets qui nous entourent, aux animaux, aux hommes, et aux objets qui nous viennent des personnes que nous aimons. Il produit la sociabilité, mais il ne détermine pas le choix des amis et de notre société, cela dépend des autres facultés qui l'accompagnent et qui veulent être satisfaites en même temps.

L'organe est situé de chaque côté, à l'extérieur entre la philogéniture et l'habitativité.

V. COURAGE.

Le courage est nécessaire dans l'arrangement des choses, et il varie beaucoup dans les différentes espèces et dans les individus de la même espèce. Quelques espèces sont toujours disposées à se battre, d'autres ne se battent jamais. Tel chien cherche partout les combats, tel autre les évite. Quelques hommes aiment à lutter et à battre, d'autres sont pacifiques. Un cheval est sûr et un autre ombrageux. Ainsi la différence de ce penchant n'est pas douteux, mais qu'elle en est la cause?

On croit ordinairement que le courage est la conséquence de la force musculaire, mais il y a des espèces faibles qui sont courageuses, et des espèces grandes qui craignent les combats. Dans l'espèce humaine quelques individus faibles et délicats sont doués d'un courage extraordinaire, et des hommes forts et grands en sont destitués. Le courage n'est nullement en raison de la force musculaire.

L'organe est situé à l'angle postérieur inférieur de l'os parietal, derrière le processus mastoïdien. Cette partie de la tête est large dans toutes les personnes courageuses. Elle est particulièrement considérable dans la tête du gla-

diateur combattant. Les animaux courageux
ont aussi la tête large entre et derrière les
oreilles.

6. Destructivité.

Il est certain qu'il y a des animaux carnivores
et herbivores ; mais on n'est pas d'accord sur ce
qui en est la cause. Quelques-uns dérivent l'instinct carnassier des instrumens, tels que les
griffes et les dents. Mais les instrumens extérieurs ne sont jamais plus que leur nom n'in-
dique : des instrumens. Les facultés intérieures
les emploient à produire certaines fonctions , et
les instrumens deviennent inutiles , austitôt que
les facultés manquent ou sont dérangées. Le
géomètre, le mécanicien , le sculpteur, etc., ne
sauront plus employer leurs mains, lorsque leur
esprit sera aliéné. De même l'agneau ne sau-
rait pas faire usage des griffes du chat ; mais les
animaux carnassiers ont reçu des instrumens
pour satisfaire leur instinct à détruire. Ainsi
les animaux destinés à vivre aux dépens des autres ont reçu un instinct à les tuer et des instrumens pour satifaire leur désir.

Il y a des animaux de proie dans tous les ordres, et la mort violente est une institution de la nature. Celle-ci a même enseigné aux animaux carnivores à tuer de la manière la plus prompte, en blessant leur proie à la nuque. Quelques animaux, tels que la fouine, la martre, la belette, tuent par plaisir, et plus qu'il ne leur faut pour se nourrir.

Or, les animaux carnivores ayant un instinct à détruire, l'homme qui est omnivore et qui tue depuis les insectes jusqu'à l'éléphant et la baleine, pour en profiter, doit avoir ce même instinct. Ses voies digestives, tenant le milieu entre celles des animaux carnivores et celles des animaux frugivores, indiquent qu'il est omnivore. Il en est de même de ses dents. La nature a donc fait l'homme carnassier, et elle doit lui avoir donné le même instinct qu'aux animaux.

Cet instinct présente beaucoup de degrés : depuis la simple indifférence à voir souffrir les animaux, et depuis le simple plaisir à voir tuer, jusqu'au désir le plus impérieux de tuer.

On l'observe parmi les enfans, comme parmi les adultes; parmi les hommes grossiers et parmi ceux qui ont reçu de l'éducation. Quelques brigands se contentent de voler, d'autres manifestent une inclination sanguinaire de tuer sans nécessité. Il y a des imbéciles et des aliénés qui ont cet instinct plus ou moins actif.

Selon M. Spurzheim, cet instinct porte à la destruction en général, sans indiquer l'objet, ni la manière de détruire. L'action déterminée dépend des circonstances extérieures où celui qui agit se trouve, soit par le feu, l'eau, des instrumens tranchans, des poisons, etc.

L'instinct est utile pour se procurer la nourriture nécessaire, et dans la guerre de défense; mais il produit des abus dans le meurtre, l'assassinat ou l'incendie volontaire. Il dispose les enfans à gratter, mordre, pincer, casser et déchirer. La justice l'emploie pour la sûreté de la société.

L'organe de la destructivité est situé sur le côté de la tête, immédiatement au-dessus des oreilles, à l'endroit qui correspond à l'os temporal.

VII. Instinct a cacher. — *Secrétivité*.

Les animaux ont besoin de cet instinct pour se cacher et pour s'y prendre de manière à n'être pas aperçus. Un chat fait semblant de dormir, il guète la souris sans faire aucun mouvement. Le chien, pour s'assurer un os, le cache dans la terre. Les hommes fins et rusés décèlent, de mille manières, cet instinct : ils disent le contraire pour apprendre la vérité ; ils exagèrent le bien pour apprendre le mal, etc. etc.

Cet instinct peut être employé pour le bien et pour le mal ; il produit le mal chaque fois qu'il n'est pas dirigé par les sentimens supérieurs. Les abus qui en résultent sont l'intrigue, l'hypocrisie, le subterfuge, le mensonge, l'argutie, etc.

L'organe est situé au-dessus de celui de la destructivité, et, étant très-développé, il élargit la tête latéralement.

VIII. LE DÉSIR D'ACQUÉRIR. — *Acquisivité.*

Ce penchant ne détermine pas les objets qu'on désire , il donne seulement le désir d'acquérir. Il est nécessaire à l'homme et aux animaux pour se procurer leur subsistance , et il joue un grand rôle dans la société ; produit l'amour de soi , l'intérêt personnel , et demande toujours à quoi cela est-il bon ou utile : c'est l'âme du commerce , et il fait penser au gain et à ramasser. Les objets qu'on acquiert et ramasse , et la manière de le faire , dépendent des circonstances extérieures où l'on est placé , et de la combinaison des facultés dont on est doué.

Dans quelques animaux , tels que les pies et les corbeaux , il agit aveuglement , et ces animaux ramassent des métaux , des pierres et des choses dont ils ne peuvent faire aucun usage. Il y a des hommes chez lesquels cet instinct agit de la même manière : ils collectent indistinctement ce qu'ils peuvent rencontrer.

Ce penchant produit beaucoup d'abus, tels que le vol, le plagiat, la fraude, l'usure, le jeu, la corruptibilité ou vénalité, etc.

L'organe a été découvert dans des voleurs invétérés, et il n'y a pas de doute que quelques individus montrent un penchant au vol. Des personnes de bonnes familles, des riches, des idiots et des aliénés ont été remarquables pour cette inclination. Chez eux, l'instinct à acquérir agit d'une manière isolée : il n'est pas dirigé par des sentimens supérieurs, et, comme chez les animaux qui n'ont pas de facultés morales, il prend ce qu'il trouve.

L'organe aboutit à l'angle antérieur inférieur des os pariétaux. L'endroit est marqué 8 sur le buste.

IX. CONSTRUCTIVITÉ.

Plusieurs animaux font des nids et des habitations. Les castors construisent des cabanes ; le lapin, le mulot et la marmotte creusent des terriers , et l'homme a inventé l'architecture. Le sauvage élève des huttes, et les nations civili- sées bâtissent des palais et des temples. L'homme se procure toutes sortes de jouissances par les arts mécaniques , les métiers , le dessin et la sculpture. La faculté en question donne la dex- térité manuelle dans tout ce qui concerne la construction , et dans l'usage des outils. Elle est nécessaire au tailleur et à la marchande de modes, de même qu'à celui qui construit des machines pour les manufactures , le commerce et la guerre ; elle fait les jouets et les armes , et produit en général les habiles ouvriers.

L'organe de la constructivité aboutit aux tempes , mais la situation et l'apparence exté- rieur varient d'après le développement des par- ties voisines. Il est moins visible si les lobes moyens sont très-volumineux , ou si le front est très-large , ou si les organes du langage , de l'ordre et de la mélodie sont très-considérables , ou enfin si les joues sont très-saillantes. Lorsque la base du crâne est étroite , il est situé plus haut ; dans ce cas, il y a souvent un enfonce- ment à l'angle externe de l'œil , entre cet angle

et l'organe, surtout lorsque la peau et les muscles qui couvrent les tempes sont minces. Dans
l'examen de cet organe, il faut toujours considérer l'épaisseur des tégumens et des muscles
qui le couvrent.

GENRE II. Des Facultés affectives.
Sentimens.

Les neuf espèces de facultés précédentes sont
intérieures et donnent des désirs et des penchans, les douze suivantes sont également intérieures et produisent des inclinations, mais
elles manifestent encore des émotions de l'âme
qu'on peut nommer *sentimens* et qu'il faut
sentir soi-même pour les connaître. Les penchans sont principalement destinés à faire agir
les animaux et l'homme; les sentimens modi-
fient les actions des penchans et produisent
d'autres actions d'après leurs propres désirs.
Quelques sentimens sont communs aux animaux et à l'homme, d'autres sont propres à
l'homme.

I. *Des Sentimens communs aux animaux et à l'homme.*

X. AMOUR-PROPRE.

L'amour-propre est un des sentimens qu'on considère généralement comme factices, et le résultat des circonstances sociales. Cependant il est quelquefois très-actif et en opposition des circonstances extérieures, et chez des personnes qui n'ont aucun avantage sur les autres ni par leur naissance, leur fortune, leurs talens, ni par leur mérite personnel. Le sexe masculin en a ordinairement plus que le sexe féminin. Quelques nations sont remarquables par cette faculté. Enfin on sait que beaucoup de fous s'imaginent être ministres, rois, empereurs, Dieu même.

Ce sentiment est très-actif dans la nature humaine; il est destiné à nous donner une bonne opinion ou l'estime de nous-même; mais il produit aussi beaucoup d'abus, tels que l'or-

2*

gueil, la fierté, la présomption, la suffisance, l'insolence, le mépris et le dédain.

L'organe est situé à l'endroit qui correspond au *vertex* de la tête, au milieu de la sature sagitale, à la partie postérieure supérieure, là où la tête commence à décliner.

II. Amour de l'approbation.

Ce sentiment cherche l'approbation d'autrui, fait cas de ce que les autres pensent et disent de nous. Il aime les caresses, les flatteries, les complimens et les applaudissemens; il est la cause de la parure, de l'ostentation et des décorations. Il produit aussi l'émulation, le point d'honneur, l'amour de la gloire et des distinctions. Appliqué à de grands événemens, il est appelé ambition; à des choses futiles, il porte le e nom de vanité.

L'application déterminée de ce sentiment dépend des autres facultés avec lesquelles il agit en combinaison, et des circonstances où celui qui agit se trouve.

Ce sentiment est ordinairement plus développé chez les femmes que chez les hommes ;
plus chez certaines nations que chez d'autres.

L'organe est situé à côté du précédent , à la
partie postérieure et latérale de la tête. Etant
très-développé , il contribue à allonger cette
partie de la tête en arrière.

XII. CIRCONSPECTION.

Ce sentiment contribue à la conservation ; il
fait prendre des précautions ; fait placer des
sentinelles ; retient l'activité des penchans et
semble toujours dire : *prenez garde.* Etant très-
actif , il donne de l'incertitude, de l'inquiétude,
de l'irrésolution , de la mélancolie et de l'hy-
pocondrie. Il agit avec plus d'énergie chez les
femmes et les femelles que chez les hommes et
les mâles. Il est plus prononcé chez certaines
nations que chez d'autres. S'il prédomine tandis
que le courage est très-faible , il prédispose à
avoir peur.

L'organe aboutit au milieu de chaque os parietal.

XIII. Bienveillance.

Il y a des espèces d'animaux et des individus de la même espèce qui sont remarquables par leur douceur et d'autres par leur méchanceté. Le chevreuil, par exemple, est doux et le chamois méchant. Quelques hommes excellent par leur bonté, d'autres sont durs et cruels. Quelques philosophes croient que la bonté résulte de l'absence du courage ; mais il y a des hommes courageux, même querelleurs, qui sont très-bons en même temps. L'absence de la bonté, il est vrai, n'explique pas la cruauté ; mais si la bienveillance manque, les autres penchans, surtout celui de la destructivité, agissent d'une manière cruelle.

L'organe de la bienveillance est situé à la partie supérieure médiane de l'os frontal. Chez les Caraïbes, cet endroit est beaucoup moins développé que chez les Indous. Il est beaucoup plus élevé dans le buste de Sénèque que dans celui de Néron. La différence est aussi très-sensible dans les animaux bons ou méchans.

La sphère d'activité de ce sentiment est très-étendue dans l'espèce humaine : il en résulte la bonté , la complaisance , la bénignité , la clémence, la miséricorde , la compassion, la pitié , l'équité , l'humanité , la bienveillance , l'hospitalité , la générosité, la bienfaisance , l'amour du prochain , la charité.

Des Sentimens propres à l'homme.

L'homme est un être moral et religieux par sa nature ; mais il est important de savoir que la moralité et la religiosité ne résultent pas l'une de l'autre , et ne sont pas nécessairement en proportion , mais peuvent être combinées ensemble et s'exciter mutuellement. La morale concerne les relations d'homme à homme , et la religion embrasse les relations entre l'homme et les êtres surnaturels et Dieu lui-même. En outre , ce n'est pas une faculté seule qui cons-

titue la morale, ni une faculté seule qui constitue la religion. La bienveillance est éminem-
ment morale, et si elle est considérée dans la
religion, elle l'est autant qu'elle est commandée
par la volonté de Dieu ; mais elle n'existe pas
parce qu'elle est commandée : elle est antérieure
au commandement, et elle est commandée
parce qu'elle est bonne. Le commandement seul
est religieux. — Les autres facultés morales sont
la vénération, la fermeté et la justice, tandis
que la religiosité dépend de la vénération, de
l'espérance et de la merveillosité. Cette dernière
est pour la religiosité ce que la justice est pour
la morale.

XIV. Vénération.

L'application de cette faculté est tantôt morale, tantôt religieuse. Elle est morale si elle se
fait aux hommes ; elle est religieuse si elle est
dirigée vers des êtres surnaturels. Ce sentiment
est celui du respect et de la vénération, qui
peut s'exercer sur les choses et les personnes,
sur des êtres imaginaires ou sur l'Etre-Suprême ;

qui vénère les vieillards, les parens, et ait faire tout ce qu'on croit nécessaire pour la gloire de Dieu. Il peut se satisfaire par des actes superstitieux ou par une conduite sage et raisonnable. En religion, il donne naissance au culte.

L'organe de la vénération aboutit à l'endroit qui correspond à la fontanelle chez les jeunes enfans, dans la ligne médiane, aux angles antérieurs supérieurs des os pariétaux, en arrière de l'organe de la bienveillance.

XV. FERMETÉ.

On appelle souvent les effets de ce sentiment la volonté, mais cette faculté peut agir sans réflexion. Les personnes qui en sont douées dans un haut degré, disent souvent : *je veux*, ce qui veut dire : *je commande*. Ce sentiment donne de la constance et de la persévérance aux autres facultés ; il fait insister sur ce qui se passe dans la tête, et dispose à l'indépendance, surtout en combinaison avec l'amour-propre.

Trop actif, il produit des abus tels que l'opiniâtreté, l'obstination, l'entêtement, la désobéissance, l'esprit séditieux, etc. — Son défaut rend inconstant, changeant, variable et incertain.

L'organe aboutit au sommet de la tête, entre la vénération et l'amour-propre.

XVI. Justice.

Ce sentiment fait envisager les actions sous le rapport de la justice, et desire être juste, mais il ne détermine pas la justice. Celle-ci est réglée d'après ce sentiment combiné avec d'autres facultés. La justice de celui qui l'unit avec la bienveillance et la vénération est très-différente de celle qui est combinée avec les penchans inférieurs sans bienveillance et vénération.

Ce sentiment est la base de la conscience et de la législation; sans lui on ne sentirait pas le besoin d'être juste. Chez quelques individus, il est très-faible et à peine perceptible; chez d'autres, il est très-énergique. — Il est encore connu sous le nom du moniteur intérieur, mais ceux qui pensent que ce sentiment suffit pour diriger les actions des hommes, et que tous ceux qui agissent en opposition en sont tourmentés, se trompent. Il en est de ce sentiment comme de tout autre : chez quelques personnes il est fort, chez d'autres faible., et chez d'autres encore, il n'y en a presque pas. C'est ponrquoi la loi positive doit être établie, c'est-à-dire, il faut déterminer ce qui est juste ou injuste, et donner d'autres motifs pour faire agir conformément à la loi.

L'organe de la justice se trouve entre ceux de la fermeté et de la circonspection.

Les sentimens de la bienveillance, de la justice et de la persévérance sont essentiels à la morale, qui est ennoblie par la vénération.

XVII. Espérance.

Ce sentiment fait croire à la possibilité de ce que les autres facultés désirent sans en donner la conviction. Il est nécessaire au bonheur des hommes dans presque toutes les situations, et y contribue plus que la réussite de leurs projets. Il ne se borne pas aux circonstances de ce monde, il dispose aussi à admettre une vie à venir, et constitue une partie de la foi religieuse. Etant trop actif, il fait former des projets sans fin ; lorsqu'il est inactif, la circonspection produit souvent le découragement, même le désespoir.

L'organe de l'espérance est situé des deux côtés de celui de la vénération.

XVIII. MERVEILLOSITÉ.

Ce sentiment cherche et voit en tout le merveilleux, le côté étonnant, miraculeux et surnaturel. Il se manifeste chez les sauvages et chez les nations civilisées, et fait croire à toutes sortes de contes fabuleux et merveilleux, aux inspirations, aux pressentimens, à la magie, aux revenans, aux visions, aux sortiléges, aux enchantemens et à l'astrologie. Il constitue la partie fondamentale de la foi religieuse, et embrasse toutes les considérations dogmatiques et miraculeuses. Il est la base de toute croyance religieuse par rapport à la révélation ; c'est lui qui fait comprendre qu'il n'y a pas de religion sans croyance, tandis que la vénération embrasse le culte et tous les actes de piété religieuse. C'est une faculté fondamentale de l'espèce humaine, et elle désire être satisfaite. Elle est plus ou moins active chez les différens individus et chez les différentes nations.

L'organe de la merveillosité est en avant de celui de l'espérance. Son grand développement élargit la partie supérieure latérale de l'os frontal.

Ainsi, de même que la morale commence par la justice, de même la religiosité commence par la merveillosité ; ensuite la morale embrasse, outre la justice, la bienveillance, la vénération et la fermeté ; et la religiosité renferme, outre la merveillosité, l'espérance et la vénération.

XIX. Idéalité.

Ce sentiment fait envisager la nature comme
elle devrait être dans son état de perfection. Il
donne de la vivacité, de l'enthousiasme, de
l'exaltation, de l'inspiration ; il vivifie les fonctions des autres facultés et leur donne une apparence qu'on appelle poétique. Il est essentiel aux
poètes, car la poésie ne se borne jamais à une
description des objets tels qu'ils sont. Dans les
arts, il donne le goût du sublime. Il fait chercher partout la perfection et l'idéal.

L'organe de l'idéalité est situé au-dessus des
tempes, dans une direction qui s'étend en arrière et en haut.

XX. Esprit de Saillies.

Ce sentiment produit une manière particulière d'envisager les objets, et la tendance à
faire rire, et à chercher en tout le côté plai-
sant. Il se combine avec toutes les autres fa-

cultés, et porte différens noms d'après son application. Il peut s'appliquer aux mots, aux idées, aux objets, aux phénomènes, aux arts et à toutes les manifestations des autres facultés. Les calembourgs, les caricatures, les bons-mots, l'esprit de répartie et de saillie, la moquerie, la raillerie, l'ironie, les conceptions comiques et le ridicule en dépendent. Ce sentiment ne doit pas être confondu avec le contentement ou la satisfaction : chaque faculté procure une sorte de satisfaction, et sans le sentiment dont il s'agit ici, on peut être parfaitement content et sérieux en même temps ; mais ce sentiment donne l'humeur gaie et vise à l'amusement.

L'organe est situé à la partie supérieure extérieure du front, en avant de l'idéalité.

XXI. Imitation.

C'est une faculté dont la sphère d'activité est très-grande, et qui est très-active chez les enfans ; elle leur donne l'inclination à imiter ce qu'ils voyent faire autour d'enx, la voix et les gestes des animaux et des hommes, et l'on sait que les enfans apprennent beauconp par imitation. Cette faculté reste quelquefois très-active chez des individus adultes, qui alors excellent par l'art d'imiter. Elle donne ce qu'on appelle expression dans les arts d'imitation.

L'organe de l'imitation est des deux côtés de celui de la bienveillance.

Les facultés affectives ne viennent pas de dehors, elles viennent d'une source intérieure ; elles trouvent l'occasion d'agir dans les circonstances extérieures et en sont aussi excitées, mais elles n'en naissent pas ; elles agissent involontairement avec plus ou moins d'énergie, mais aveuglément et sans jugement.

ORDRE II.

FACULTÉS INTELLECTUELLES.

Leur nature essentielle est celle de procurer des connaissances.

GENTE I. — *Sens extérieurs.*

Par le moyen des cinq sens , les animaux et l'homme entrent en communication avec le monde extérieur , et ils s'associent à tous les êtres qui les entourent. Mais les sens ne sont que des intermédiaires entre les facultés intérieures et le monde extérieur , et c'est une grande erreur de les considérer comme cause des facultés affectives et intellectuelles.

Chaque sens est double , et n'a qu'une sorte de fonctions spéciales ou immédiates , tandis que le même sens peut assister plusieurs facultés intérieures dans l'accomplissement de leurs fonctions. On peut voir les objets , leur étendue , leur configuration , leur couleur, leur nombre , leur mouvement , etc. ; toutes ces fonctions s'exécutent au moyen de la vue ; mais, d'après la Phrænologie , ces sortes de notions sont acquises par des facultés intérieures , et la vue se borne à propager les impressions visuelles.

Le toucher est destiné à faire percevoir la

température, l'humidité ou la siccité ; le goût, les parties savoureuses des corps ; l'odorat, les odeurs ; l'ouïe, les sons ; et la vue, la lumière et ses nuances. Toutes les autres fonctions des sens sont médiates.

GENRE II. — *Facultés perceptives.*

Les organes de ces facultés et ceux du genre suivant sont situés dans le front. Pour bien juger du volume du front en général, ou de celui de tout organe intellectuel en particulier, il faut regarder chaque tête de profil, et voir si la région frontale décrite plus haut, p. 10, est considérable, ou peu développée, et dans quelle partie elle est la plus saillante. Un front peut être perpendiculaire et très-petit, tandis qu'un autre, déclinant en arrière à la surface, peut être très-large et long, en considérant la masse depuis la ligne verticale, tirée de 6 à 14 sur le buste, jusqu'à la surface du front.

XXII. Individualité.

C'est la faculté moyennant laquelle l'esprit connaît les objets extérieurs et leur existence individuelle. Elle fait reconnaitre la réalité des objets, ce que des philosophes ont considéré comme l'effet du toucher. Etant trop active, elle personnifie même les phénomènes, tels que le mouvement, la vie, la fiévre, la folie, etc.

L'organe destiné à procurer cette sorte de connaissance est situé derrière la racine du nez, en bas de la ligne médiane du front, et marqué 22 sur le buste.

XXIII. Configuration.

Un objet, il est vrai, est inséparable de ses qualités physiques, mais on peut admettre l'existence d'un objet, le concevoir comme un être, sans penser à ses qualités, et sans les connaître. Parmi les facultés qui servent à prendre notice des qualités des objets est celle de la configuration. Elle sait tout ce qui concerne la forme; elle connait les personnes, et donne aux artistes le talent de faire ou imiter les formes. Elle est nécessaire aux peintres de portraits, aux sculpteurs, aux marchandes de modes, et à toutes les professions qui s'occupent de formes.

L'organe est situé à l'angle interne de l'œil, et étant très-développé, il pousse l'œil en dehors. Il y a alors une grande distance entre les deux yeux.

XXIV. Etendue.

Les notions des dimensions d'un objet appartiennent à une espèce particulière. Les géomètres, les architectes, les arpenteurs, les mécaniciens, etc., ont besoin de cette faculté.

L'organe aboutit au bord interne de l'arc sourcillier.

XXV. Pesanteur et Résistance.

Les idées du poids, de la résistance et de la

consistance ne peuvent être attribuées à aucun des sens extérieurs. Pour les acquérir, les muscles sont employés par une force intérieure.

L'organe de cette faculté est à l'extérieur de celui de l'étendue ou du volume.

XXVI. Coloris.

Les yeux font connaître la lumière et ses nuances; ils en sont affectés agréablement ou désagréablement; mais ils n'aperçoivent pas les rapports des couleurs entre elles, ni leur harmonie ou désharmonie. Ces fonctions appartiennent à une faculté intérieure, qui est très-active chez les femmes et chez les peuples orientaux. C'est cette faculté qui rend la vue des fleurs et des couleurs si agréable; elle dirige les peintres de fleurs, les émailleurs, les teinturiers, les bons coloristes en peinture, et tous ceux qui s'occupent des couleurs.

L'organe du coloris est à l'extérieur du précédent, au milieu de l'arc sourcilier. Il est toujours large, quand l'arc sourcilier s'élève dans sa direction latérale.

XXVII. LOCALITÉ.

Chaque objet occupe une place dans l'immensité de l'espace; on connaît les lieux des objets et on s'en rappelle moyennant une faculté particulière, qui cherche sa satisfaction de même que toute autre faculté, et produit le désir de voir des localités, ou l'amour du voyage. L'organe de la localité est situé au-dessus de l'angle interne de l'arc sourcilier et s'étend vers le milieu du front.

XXVIII. CALCUL.

Tout ce qui concerne les nombres appartient à la sphère d'activité de cette faculté, par conséquent l'arithmétique; tandis que les mathématiques sont le calcul appliqué aux dimensions.

L'organe est situé à l'angle externe de l'œil; étant large, l'angle externe de l'œil est ordinairement déprimé et plus bas que l'angle interne. Les grands mathématiciens ont cette configuration, mais ils ont en même temps l'organe de l'étendue très-développé.

XXIX. Ordre.

On peut avoir l'idée de plusieurs objets et de leurs qualités sans les considérer dans un ordre quelconque. Quelques personnes aiment l'ordre en tout, d'autres y sont indifférentes. Cette faculté peut être appliquée à toutes les autres idées : aux dimensions, aux couleurs, aux nombres, aux tons, etc. La classification des objets d'après des signes extérieurs, et le plaisir de voir une collection complète en dépendent.

L'organe de l'ordre aboutit à la partie externe de l'arcade sourcilière, entre ceux du coloris et du calcul.

XXX. Eventualité (1).

Cette faculté connaît ce qui se passe dans les

_____

(1) Cette organe est nommé celui des phénomènes, dans l'ouvrage sur la phrænologie de M. Spurzheim.

objets : tout ce qui est événement et indiqué par les verbes dans leur mode infinitif. Elle apprend l'histoire, produit la mémoire des faits, est attentive aux phénomènes extérieurs, aime la connaissance des anecdotes et désire connaître tout ; elle est essentielle aux rédacteurs, aux instituteurs et aux historiens.

L'organe de l'éventualité est situé au milieu du front, au-dessus de celui de l'individualité.

X XI. Temps.

Cette faculté considère la durée, la succession, ou la simultanéité des objets, de leurs qualités et des phénomènes. Ces notions sont essentiellement différentes de celles des autres facultés perceptives.

L'organe du temps est à l'extérieur de ceux de l'éventualité et de la localité, au-dessus de celui du coloris.

XXII. Mélodie.

L'oreille ne suffit pas pour expliquer le chant

des oiseaux, ni la musique de l'homme. Les oiseaux mâles chanteurs qui sont élevés séparément et sans jamais avoir entendu un oiseau de leur espèce, étant adultes, chantent comme eux. Le talent musical de l'homme n'est pas non plus proportionné à la finesse de l'ouie. L'oreille sert pour entendre les tons, comme l'œil sert à voir les couleurs, mais les inventions, la mémoire et le jugement des tons et des couleurs, sont des attributs de deux facultés intérieures.

La musique se compose de deux facultés, de celle de la mélodie et de celle du temps. Quelques musiciens ont plus de facilité à chanter ou à jouer d'une manière harmonieuse, que d'observer la valeur des tons ou le temps; d'autres exécutent bien la cadence, mais font des fautes contre l'harmonie des tons.

L'organe de la mélodie est à l'extérieur de celui du temps à l'angle extérieur du front, au-dessus de celui du calcul. Etant large, il présente quelquefois extérieurement une forme triangulaire pyramidale, tantôt il arrondit l'endroit où il est placé.

XXXIII. Langage.

Cette faculté connaît les signes artificiels par lesquels les hommes se communiquent mutellement leurs sentimens et leurs idées. Les animaux qui vivent ensemble ont aussi besoin d'un langage, mais ils sont restreints au langage naturel.

La nature leur enseigne comment indiquer l'activité de leurs facultés et tous les animaux doués des mêmes facultés, en comprennent les signes relatifs.

Les signes artificiels peuvent varier , ils sont vocaux , et ce sont les plus commodes , ou ils consistent en gestes ; ils sont passagers ou permanens par l'écriture. La connaissance de leurs significations s'acquiert par l'intermédiaire d'une partie cérébrale. Cette faculté donne la mémoire verbale , et étant très-active , la facilité d'apprendre les langues conventionnelles.

L'organe du langage est situé à la partie postérieure et transversale du plancher de l'orbite.

Etant très-développé, il pousse l'œil en avant et en bas, et les paupières paraissent gonflées.

GENRE III.

Facultés réflectives.

Ces facultés constituent ce qu'on appelle raisonnemens, réflexion ou esprit philosophique.

XXXIV. COMPARAISON.

Cette faculté compare les fonctions des autres facultés, connait leur différence, similitude, analogie ou identité; elle aime les comparaisons et produit les sens figuratifs du langage. Cependant il faut remarquer que les comparaisons qu'on fait, dépendent des autres facultés avec lesquelles celle-ci est combinée. L'un choisit ses comparaisons dans les formes, un autre dans les couleurs, dans les événemens ou dans les tons, etc. Cette faculté est nécessaire aux bons prédicateurs et les fait parler en similitudes, al-

5*

légories, paraboles, et faire des rapprochemens entre ce qui est spirituel et ce qui est terrestre. Elle est essentielle au discernement philosophique, et fait distinguer entre les notions; elle produit aussi l'esprit de généralisation et d'abstraction. L'organe de la comparaison aboutit à la partie moyenne de l'os frontal; étant très-développé, il forme une élévation pyramidale renversée.

XXXV. Causalité.

Cette faculté fait envisager tout ce qui existe et tout ce qui se passe sous le rapport de cause et effet, elle demande toujours *pourquoi*. Elle s'applique aussi à des choses surnaturelles, soustraites à la connaissance de l'homme; alors elle devient métaphysique. Elle force l'homme d'admettre une cause finale, mais elle ne peut pas la lui faire connaître. Tout ce qu'il peut connaître à cet égard se borne aux causes secondaires. Plusieurs phénomènes sont inséparables l'un de l'autre, alors l'esprit humain considère le précédent comme cause, et le succédant comme effet.

La faculté de la causalité est de la plus haute importance dans toute situation pour se rendre compte de ce qui arrive. Etant trop active et non combinée avec la comparaison, ni assistée par l'éventualité , elle produit des abus par sa manie de vouloir expliquer tout. Alors elle fait tirer des conclusions ou établir des principes sans les baser sur un assez grand nombre de données. L'union des facultés perceptives et ré- flectives est nécessaire pour produire le véri- table esprit philosophique.

Les deux dernières facultés , comparaison et causalité, forment les inductions, les co- rollaires , établissent des principes ou lois, constituent la raison et sont indispensables à la volonté.

En résumant les facultés fondamentales de l'esprit humain et leurs organes , il est curieux de voir que les organes des faculté animales sont situés au bas de la tête, et ceux des facultés su- périeures plus haut en raison de leur excellence, de sorte que les organes des facultés propres à l'homme aboutissent à la partie supérieure

antérieure de la tête. En outre, les organes des
facultés analogues sont placés ensemble, tels
que ceux des penchans, des sentimens, des facultés perceptives et des facutés réflectives. Ceux
qui s'assistent mutuellement, sont voisins l'un
de l'autre. Le courage est entre la philogéniture,
l'attachement et la destructivité; l'attachement
est à côté de l'approbation; la fermeté est liée
avec l'amour-propre, la justice et la vénération;
les sentimens religieux et moraux se touchent;
les facultés théâtrales sont placées ensemble à
l'angle et au bord extérieur de l'os frontal. Les
organes sont plus ou moins volumineux et leur
sphère d'activité correspond à leur développement; les organes des facultés communes aux
animaux et à l'homme sont plus considérables
que ceux des facultés propres à l'espèce humaine, et l'énergie des premiers l'emporte in-
contestablement dans la plupart des humains.
Un changement organique en faveur des facultés
supérieures est une chose désirable aux yeux de
ceux qui sont convaincus de l'influence de l'organisation cérébrale sur les fonctions affectives
et intellectuelles.

RÉFLEXION IMPORTANTE.

La Prænologie est prouvée par des faits in-
contestables, mais l'ignorance ou la malveil-
lance trouve convenable d'y attacher des conséquences dangereuses. Ses adversaires, par
exemple, disent que la Phrænologie en soute-
nant que les facultés affectives et intellectuelles
se manifestent par le moyen des parties cérébrales, établit le *matérialisme* de l'homme.

Les phrænologistes répondent qu'ils ne s'occupent pas de la nature de l'âme, et qu'ils
abandonnent ces recherches aux métaphysiciens
et aux théologiens ; mais que l'âme ne devient
pas plus matérielle, à cause de sa dépendance
des parties cérébrales, qu'elle ne l'est, parce
qu'elle voit au moyen des yeux, entend au

moyen des appareils organiques. Ils ajoutent qu'ils n'inventent rien, qu'ils observent et communiquent ce qu'ils trouvent; or, c'est un fait que l'âme se sert d'instrumens ou d'organes pour paraître dans cette vie, et ce sont ces organes que les phrænologistes étudient.

Les adversaires disent aussi que la Phrænologie, en sontenant que les facultés affectives ou intellectuelles sont innées et se manifestent moyennant des organes cérébraux, établit le *fatalisme*.

Les phrænologistes distinguent entre les deux significations du mot fatalisme.

Ils reconnaissent et enseignent que l'homme ne peut rien créer; qu'il ne peut pas se donner toutes les dispositions qu'il désire; qu'il y a des aveugles, des sourds, des idiots, des hommes ordinaires et des génies de naissance; ainsi que l'homme n'est pas une table rase en venant au monde, mais qu'il est doué de dispositions qui sont essentiellement les mêmes dans les différens individus, mais qui varient en activité chez chacun. Ils admettent des dons naturels , et ils montrent les conditions organiques dont ces dons naturels dépendent. Ce fatalisme existe et est conforme à la doctrine chrétienne.

L'autre sorte de fatalisme , selon lequel les facultés étant données agissent irrésistiblement, est contredite par l'expérience journalière ; tous ceux qui la reprochent à la Phrænologie doivent sentir l'erreur de leur accusation. Chacun éprouve des inclinations auxquelles il résiste. Toute religion admet l'existence de désirs qu'il faut réprimer. La Phrænologie reconnaît le même principe : elle fait voir les différens désirs inférieurs , mais aussi les sentimens supérieurs et l'intelligence qui doivent diriger les actions de l'homme.

Mais, dit-on , si les facultés supérieures manquent tandis que les inférieures agissent avec beaucoup d'énergie , l'homme n'est pas libre. Cet état est reconnu par la législation civile et religieuse. Les enfans , avant un certain âge, les idiots et les aliénés ne sont pas responsables de leurs actions, parce qu'ils ne peuvent pas distin-

72

guer entre le bien et le mal. La Phrænologie ne change rien au principe, elle en éclaire seulement l'application.

CONCLUSION.

La Phrænologie, étant fondée dans la nature, restera comme toute autre vérité, et au lieu d'être dangereuse à l'humanité, contribuera à établir le bonheur général, tandis que l'erreur, utile à des individus, est toujours nuisible à l'espèce. Quand il s'agit de vérités naturelles, il faut être sur ses gardes par rapport aux conséquences qu'on y attache. La nature est constante, et des hommes imprudens, qui ont voulu s'opposer à ses lois, se sont toujours vus obligés de se rétracter, ou leurs erreurs ont été réprouvées par la postérité.

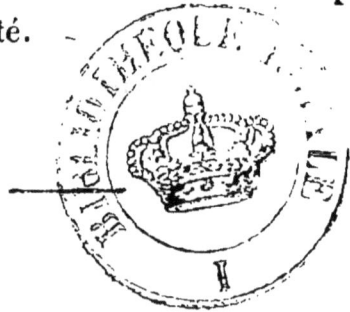

~~~~~~

LISTE ET NOMS

¡Des facultés et des organes décrits dans ce Précis phrænologique.

F I N.

www.ingramcontent.com/pod-product-compliance
Lightning Source LLC
Chambersburg PA
CBHW070858210326
41521CB00010B/1988